DE LA

DOULEUR ÉPIGASTRIQUE SURAIGUË

DANS LA

NEURASTHÉNIE

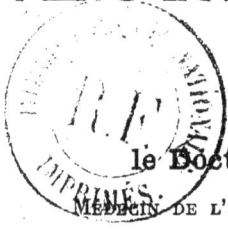

PAR

le Docteur Maurice PAGE

MÉDECIN DE L'ÉTABLISSEMENT HYDROTHÉRAPIQUE
DE BELLEVUE (S.-et-O.).

(Communication faite au Congrès des Médecins Aliénistes
et Neurologistes, à Pau — Août 1904.)

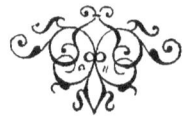

PAU

IMPRIMERIE-STÉRÉOTYPIE GARET, RUE DES CORDELIERS, 11

J. EMPÉRAUGER, IMPRIMEUR

—

1905

DE LA DOULEUR ÉPIGASTRIQUE SURAIGUË

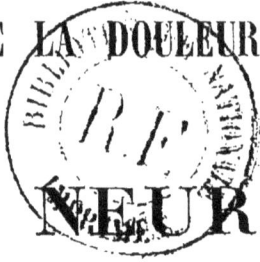

DANS LA

NEURASTHÉNIE

PAR

le Docteur Maurice PAGE

MÉDECIN DE L'ÉTABLISSEMENT HYDROTHÉRAPIQUE DE BELLEVUE (S.-et-O.).

Nous avons l'honneur de présenter au Congrès cinq observations de neurasthéniques chez lesquels le symptôme dominant, tenant presque toute la scène clinique, est une douleur épigastrique absolument caractéristique.

Nous ne sommes pas les premiers à avoir étudié ce symptôme, mais il nous a paru tellement net chez nos malades que nous croyons devoir insister sur son étude.

Cette douleur n'est pas constante ; elle procède par crises revenant à des intervalles très variables, par exemple tous les 8 jours ou tous les 25 jours. En dehors de la crise le malade ne souffre pas, pas du tout. La crise peut être amenée aussi bien par des causes morales que par des causes physiques : dispute, contrariété, excès de nourriture, règles, etc.

Voici généralement comment évolue une de ces crises douloureuses :

Le malade se sent d'abord pendant un certain temps (une heure ou quatre et cinq heures) mal en train, agacé ; il déclare qu'il va avoir sa crise. Puis la douleur commence, le plus souvent (4 fois sur 5) en un point dorsal constant, situé sur la colonne vertébrale au niveau de la 8ᵐᵉ dorsale ; c'est comme un déchirement, un tenaillement ; puis un autre point devient douloureux en avant, au creux épigastrique, à trois travers de doigt au-dessous de l'appendice xiphoïde, enfin le malade se sent bientôt traversé, comme par une épée, par une douleur terrible, atroce, qui lui arrache des cris ; le malade se roule, hurlant, son visage est ruisselant de sueur, angoissé, il exprime une souffrance inouïe. Si c'est quelque temps après avoir mangé, le plus souvent il y a un vomissement alimentaire, mais ce n'est pas fatal. Le pouls bat entre 90 et 100 ; on ne constate aucune température.

Cependant le malade réclame à grands cris du soulagement ; on donne de l'eau chloroformée, du laudanum, de l'éther ; tout est restitué. On fait des pulvérisations sur l'estomac, on applique de la glace, des compresses chaudes, rien n'y fait. Le malade souffre toujours de façon inouïe et cela dure pendant une ou plusieurs heures (une de nos malades a souffert ainsi pendant 17 heures), jusqu'à ce qu'un des nombreux moyens employés réussisse ou que la douleur cesse d'elle-même ; le plus souvent très brusquement.

Aussitôt après, le malade n'est pas aussi fatigué qu'on pourrait le supposer après de telles souffrances ; si c'est la nuit, et c'est le plus souvent la nuit, après quelque temps, le malade s'endort et le lendemain recommence ses occupations jusqu'à une nouvelle crise. La région épigastrique est peu ou pas sensible, même à la palpation.

La première idée qui vient en présence d'un tel symptôme est naturellement celle de la colique hépatique ; mais il n'y a pas d'ictère, pas de gros foie, pas de calcul ; puis celle de l'ulcus simplex, mais chez nos malades il y a peu ou pas de troubles gastriques, ils digèrent bien, les selles sont le plus souvent régulières, il y a bien quelquefois un vomissement alimentaire ou bilieux mais ce n'est pas la règle et en tous cas il n'y a ni hématémèse ni mélaena. On pourrait songer aux crises douloureuses du tabes à cause de l'acuité de la souffrance ; mais on ne trouve aucun symptôme de cette maladie et l'évolution montre que ce n'en est pas. En dehors de la crise la région stomacale est comme nous l'avons dit souple, indolore. En effet, l'estomac ni le foie ne sont malades ; l'intestin peut l'être mais d'entérite muco-membraneuse, si commune chez les neurasthéniques. Le système nerveux, par contre, est très touché. En effet, en interrogeant ces malades, nous apprenons que leur hérédité est chargée ; qu'ils ont une céphalée habituelle, le plus souvent matinale, qu'ils sont las, fatigués rapidement ; que leur volonté est défaillante, qu'ils sont bizarres et de fait les cinq malades dont je parle étaient étiquetés par de nombreux confrères : neurasthéniques.

Ici nous prenons la liberté de faire quelques hypothèses afin d'expliquer puis de traiter le symptôme qui nous occupe. Qu'est-ce que la neurasthénie ? C'est une névrose qui atteint la totalité du système nerveux, mais principalement les nerfs vaso-moteurs : le système nerveux sympathique. Or, que peut être la douleur paroxystique dont nous parlons ? Pour nous, l'anatomie et la physiologie nous y invite ; nous avons admis que c'est une névralgie du plexus solaire ; alors pourquoi la douleur choisit-elle ce lieu d'élection ? Probablement parce que soit le plexus solaire, soit ses branches, sont irrités par une maladie quelconque siégeant dans leur territoire.

C'est pourquoi, systématiquement, nous avons examiné tous les organes innervés par des branches du plexus cœliaque et nous avons vu ceci : c'est que, en réalité, sur ces cinq neurasthéniques, un seul l'était réellement ; les autres cas étaient des états neurasthéniformes à la suite des lésions suivantes : métrite avec lésions annexielles, anteversion utérine, rein flottant, dyspepsie nerveuse avec perversion de goût. Dans une dernière observation, nous avons examiné tous les organes, tous les appareils, rien n'était atteint ; il nous a bien fallu admettre la névrose neurasthénie (il n'y avait aucun signe d'hystérie).

Et alors, tout en appliquant le traitement général que nous faisons suivre à la plupart de nos neurasthéniques : repos, isolement, électrothérapie, massage, hydrothérapie, etc., nous avons dirigé tous nos efforts pour enlever rapidement l'épine qui blessait, croyons-nous, le système solaire. Et, comme en font foi les observations suivantes, nous avons réussi ainsi à guérir nos malades.

OBSERVATIONS

Observation I. — Mme P. Maur..., 25 ans, mariée, mère de deux enfants. (*État neurasthéniforme par métrite du col et du corps.*)

A. H. — Mère morte à 32 ans de tuberculose ; le père est nerveux, irritable, très emporté, asthmatique depuis vingt ans et rhumatisant. — La malade est fille unique.

A. P. — Mariée à 17 ans avec un nerveux qui est resté deux ans neurasthénique, la malade a donné le jour à deux filles dont l'aînée a eu des convulsions dans l'enfance, du faux croup, du strabisme ; la plus jeune a de fréquentes attaques de faux croup. A 18 ans la malade a son premier enfant après une grossesse normale ; deux ans après elle a une grossesse molaire et expulse en trois heures une môle hydatiforme. A 22 ans elle se trouve de nouveau enceinte ; cette fois elle a des vomissements pendant toute sa grossesse, elle va continuellement de son lit à sa chaise longue, se plaint de névralgies un peu partout. Pas d'albumine. L'accouchement se fait à terme et sans incident. Mais pendant 35 jours la malade continue à perdre en blanc et en rouge : le médecin de quartier qui la soigne hésite entre la curette et l'écouvillon, puis s'abstient de toute intervention pour son malheur.

Nous allons voir que de là vient tout le mal. La malade se relève mais perd en blanc, se sent lasse, mal en train, souffre des reins. Elle va à la mer, ce qui l'irrite et la fatigue. Elle pleure maintenant continuellement et sans raison, son état mental change, elle fait des scènes à tout propos, s'emporte pour rien. Les règles sont de vraies pertes et durent 10 ou 15 jours. Elle est ainsi 4 mois.

Un soir, à la campagne, en faisant une promenade, elle est brutalement prise d'un point très douloureux entre les omoplates, puis d'une douleur atroce dans la région de l'estomac. Elle se roule par terre en criant, il lui semble qu'on lui arrache l'estomac. Tout le ventre, l'estomac, le dos sont douloureux comme si on les lui brûlait, si on les lui arrachait. Un médecin arrive et prescrit successivement du chloral, un lavement d'antipyrine, des inhalations d'éther. Elle sort de cette crise qui dure deux heures, abattue, fatiguée ; le lendemain elle avait ses règles. Et maintenant à la veille de chaque époque menstruelle la douleur éclatera terrible, angoissante, ne disparaissant que si on trouve un analgésique assez puissant. Sa famille s'inquiète, on consulte des spécialistes de l'estomac, des confrères éminents, tous les calmants, tous les hypnotiques sont essayés par tant de médecins, bientôt aucun ne la calme plus et comme elle souffre toujours de ces crises terribles, que cela dure depuis des années, on a recours à la morphine ; alors la piqûre devient aussi régulière que la crise.

C'est alors (Mai 1901, c'est-à-dire 5 ans après la première crise) que nous voyons la malade : Son état général est relativement bon, le tube digestif ne présente rien d'anormal, l'appétit s'est conservé. Une douleur accusée par la malade au niveau de l'ovaire droit nous fait penser à l'hystérie ; mais il n'y a aucun stigmate de cette névrose. L'état mental bizarre, les crises de pleurs, d'idées noires, la fatigue, l'insomnie et la céphalée sont plutôt de la neurasthénie.

Nous la touchons et nous tombons sur un gros utérus, dépassant notablement le pubis, à gros col, largement ectropionné laissant suinter un abondant liquide sanguinolent et épais ; il y a de la périmétrite, l'ovaire droit est gros, très sensible. La cavité utérine mesure 8 centimètres 1/2.

Nous prescrivons un traitement de repos au lit avec suralimentation. Nous commençons un traitement local contre la métrite : nous faisons des badigeonnages intra-utérins successivement à la teinture d'iode, à la glycérine, à l'acide nitrique, au nitrate d'argent, sans résultat appréciable. Les premières règles amènent la crise comme d'habitude. C'est au cours de cette crise que nous essayons l'électricité faradique. Nous plaçons un pôle négatif aux reins et nous promenons le pôle positif sur le ventre et l'estomac ; en 25 minutes la crise a cessé ; depuis, nous faisons régulièrement tous les deux jours une séance de 10 minutes d'électricité avec une bobine à gros fil et une faible intensité.

Mais l'utérus ne diminuant pas et la crise étant encore apparue avec les règles de Juillet très abondantes et très douloureuses nous nous décidons à faire faire l'amputation du col précédé d'un curettage. L'opération est pratiquée, le 10 Juillet, par M. Leblond, chirurgien de St-Lazare, suivant la méthode qu'il préconise par l'anse galvano-caustique.

L'utérus est ensuite pansé à la gaze iodoformée pendant un mois (pendant lequel l'électrisation est continuée), ainsi que le repos au lit. En Août, les règles arrivent sans crise et en Septembre la malade, complètement remise, nous abandonne. L'utérus est normal, sans trace d'ulcération ; il n'y a plus aucune perte, l'ovaire droit est petit, non douloureux. La malade a repris sa gaîté, elle a engraissé (5 kilog.), n'a plus de crise. Six mois après nous avons revu la malade complètement guérie et en parfait état.

***

Observation II. — Mlle Amélie D..., 29 ans, célibataire. *(État neürasthéniforme par anteversion utérine.)*

A. H. — Mère nerveuse, très fragile. Père goutteux, mort subitement probablement d'une crise cardiaque goutteuse. Trois frères et sœurs nerveux, coléreux.

A. P. — Rougeole et scarlatine dans l'enfance, typhoïde à 10 ans. A 22 ans elle doit se marier avec un jeune homme qu'elle aime beaucoup ; mais brusquement le mariage est rompu ; la jeune fille, très affectée, déprimée, contracte la diphtérie ; la convalescence de cette maladie est très longue. C'est au cours de cette convalescence, pendant une promenade en voiture, qu'éclate un jour subitement une douleur très vive entre les épaules, puis dans le côté droit du ventre et le creux de l'estomac ; cette douleur est vive, paroxystique, accompagnée de vomissements alimentaires ; la douleur atteint une très grande violence ; la malade se sent traversée de part en part comme par une épée, et cela ne cesse qu'après deux jours, pendant lesquels tous les calmants possibles sont successivement prescrits *intus* et *extra*.

Depuis cette époque, c'est-à-dire depuis 7 ans, il y a une crise semblable environ tous les 15 jours ou tous les mois. Cependant l'état général est resté bon et la malade, après avoir suivi beaucoup de régimes contre une maladie d'estomac ou des coliques hépatiques supposées, mène une vie très mondaine et très agitée tous les jours qu'elle ne passe

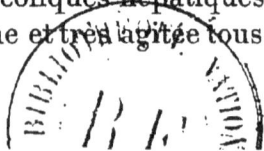

pas dans son lit (jours de crise) ; ce ne sont que dîners, bals, réceptions, etc... Il faut d'ailleurs dire, comme excuse à cette hygiène déplorable, que les médecins consultés — c'est du moins la malade qui l'affirme — ne lui demandent pas de changer son genre de vie, lui donnant une potion calmante ou lui faisant une injection de morphine, au moment des crises douloureuses, sans plus.

Il y a deux ans, la douleur a un peu changé de caractère ; elle devient presque continue dans la région du dos et des reins, on parle de rein flottant, qu'on ne trouve pas ; les uns y voient du rhumatisme, les autres de la névralgie. Seize médecins différents, seulement à Paris, ont été consultés.

Il y a deux mois éclate de nouveau une grande crise. Subitement éclate dans le dos une douleur subite, avec fièvre pendant deux jours et pouls à 110 pulsations. « C'est la seule fois où nous avons noté dans le cas présent un mouvement fébrile. » Cette douleur, qui est comparable à une déchirure, à une brûlure atroce ne cesse qu'après une piqûre de morphine. Cependant l'état général devient mauvais, la malade ne dort plus, s'amaigrit.

En Janvier 1900 nous voyons la malade ; nous trouvons une malade amaigrie (elle a diminué de 7 kilog. en deux mois), le teint terreux ; elle dort mal, a des cauchemars et se plaint de céphalée le matin au réveil, elle se tient à peine debout et ne peut faire que quelques pas dans sa chambre, car aussitôt la douleur de l'estomac et du dos arrive très violente. Pertes blanches très abondantes et règles très irrégulières ; la malade a des douleurs en urinant.

L'estomac, le foie, l'intestin examinés avec soin ne paraissent atteints d'aucune maladie organique. Nous touchons la malade et nous trouvons un utérus en anteversion, avec un col légèrement ulcéreux et suintant, sans grande adhérence. Nous faisons tout de suite des applications intrautérines de teinture d'iode, puis de glycérine en prescrivant une grande irrigation chaude matin et soir. Nous laissons la malade au lit dans une demie obscurité, elle fait quatre repas copieux par jour et prend un litre de lait en plus. Elle subit tous les jours un massage général pendant lequel on insiste surtout sur l'estomac, l'intestin, les reins. Huit jours se passent, la malade a augmenté de 700 grammes, elle est moins fatiguée, dort mieux, le dos et l'estomac sont parfois complètement insensibles.

La semaine d'après, nous assistons à une crise douloureuse très violente pendant laquelle nous avons l'idée de lui faire une électrisation faradique de la région douloureuse. Nous plaçons une large électrode en arrière sur le dos, nous promenons l'autre sur l'estomac, l'intestin, les cuisses ; au début, les douleurs sont beaucoup plus violentes, si violentes que nous devons cesser ; puis en revenant sur les points douloureux, peu à peu la douleur s'atténue et cesse bientôt. Nous continuons jusqu'à ce qu'aucune région ne soit plus douloureuse au courant.

Nous faisons alors un traitement électrique suivi, concurremment avec le traitement de Weir Mitchell et le traitement gynécologique (irrigation biquotidienne, massage utérin, pansements intrautérins). Tous les jours, pendant trois semaines, avec la petite boîte faradique de Gaiffe et la bobine à gros fil, nous faisons une séance d'électrisation de dix minutes sur les régions douloureuses.

La malade engraisse bientôt de 1 kilog. 200, l'état général s'améliore.

Trois semaines après le début de notre traitement, la malade voit ses règles qui lui causent quelques douleurs, elle se plaint beaucoup de la tête et d'une grande faiblesse ; l'appétit diminue, le poids s'en ressent. Il a diminué de 200 grammes.

En Février, nous maintenons le même régime rigoureux : séjour au lit, suralimentation, massage, soins gynécologiques, électrisation des régions douloureuses. L'état général s'améliore, la malade est plus robuste, dort bien, digère bien et reçoit une visite courte de temps à autre sans fatigue. L'utérus est moins gros, les pertes moins abondantes. Il n'y a pas eu de crise depuis celle de Janvier.

La semaine suivante (toujours même régime) la malade réclamant à grands cris de se lever, nous lui permettons de se lever pour faire sa toilette, puis bientôt de rester une heure debout ; nous avons pris soin de fixer l'utérus en bonne position avec un pessaire de Dumontpallier.

A la fin de Février, nous permettons une heure de levée par jour ; dès lors, le mieux s'affirme de plus en plus ; nous faisons avec la malade une promenade d'un quart d'heure dans son jardin ; bientôt elle se promène seule, sans accident, sans crise. Les règles sont arrivées sans douleur, avec un très léger malaise seulement, l'utérus paraît absolument guéri parce que fixé.

Mars se passe sans aucun accident, le mieux s'accentue encore et la malade dit elle-même qu'elle se sent alerte. Elle suit un régime de recluse, elle le préfère à sa vie mondaine et à ses crises.

Nous quittons la malade en Avril ; elle est maintenant guérie de son utérus (les règles sont régulières, plus de pertes), et de ses crises douloureuses (pas une seule depuis Janvier) mais nous lui prescrivons de suivre encore pendant six mois au moins un régime alimentaire reconstituant, sans théâtre, sans soirée, sans bal, lui recommandant la vie au grand air en évitant toute fatigue.

***

Observation III. — Mlle J. P..., 25 ans, célibataire. *(État neurasthéniforme par gastrite.)*

A. H. — Père vigneron, alcoolique, arterio-sclereux. Mère bien portante. Trois enfants : la jeune fille en question, un fils au service militaire (bataillon de discipline) mauvaise tête ; une autre petite fille choréique, 15 ans.

A. P. — La jeune P. a toujours été nerveuse, irritable, pleurant pour rien. Élevée dans un couvent sévère, on lui a inculqué des idées très mystiques. Pas d'hystérie, aucun stigmate de cette affection. Pas très intelligente, mais a beaucoup lu, surtout des romans, et paraît avoir mal digéré ses lectures. Signes nets de dégénérescence ; voûte palatine ogivale, dents mal plantées, oreilles désourlées. A toujours eu une hygiène déplorable : petite fille, elle mangeait du fusain, de la colle, maintenant elle digère difficilement et mange avec tous les aliments du vinaigre, du citron ; quand on la prive de ces excitants, elle prétend ne pouvoir digérer. Naturellement elle boit du vin pur en grande quantité et après chaque repas de l'eau-de-vie de marc.

Au réveil, la malade est prise de céphalée qui ne cesse qu'au repas de midi ; la nuit elle dort mal, avec des cauchemars effrayants ; rachialgie et douleur aux lombes continuelles. Règles irrégulières.

Il y a deux mois elle est prise après un repas copieux de vomissements alimentaires, bientôt suivis d'une douleur atroce au niveau de l'estomac et au milieu du dos, qui lui fait pousser des cris : serviettes mouillées, potion calmante, pulvérisation d'éther, rien n'arrête cette crise ; le confrère qui la soigne ne sachant plus que faire, en présence d'une malade qui crie depuis des heures, se décide à lui faire une piqûre de morphine. Tout s'arrête. Mais quelques jours après, après une scène violente avec son père, elle est reprise de ces douleurs atroces. Le médecin est appelé, il épuise la pharmacopée sans la soulager ; après sept heures de cris et de souffrance il se décide à faire une piqûre de morphine. Depuis cette époque, après un repas un peu copieux, une contrariété, et quelquefois peut-être par goût pour la morphine, la crise éclate et le médecin fait une injection.

Nous voyons la malade trois mois après le début des accidents névralgiques ; nous commençons par supprimer absolument vinaigre, citron, vin, café, alcool ; plus de romans, de feuilletons, ni de rêveries sans but. Nous prescrivons de longues promenades à pied avec une garde intelligente. La malade s'alimente de viandes blanches, de féculents, de légumes verts, de fruits cuits et boit de l'eau ou du lait. Nous lui faisons de plus une électrisation faradique de la région stomacale, durant dix minutes chaque jour suivant le procédé que nous avons indiqué ; pôle négatif aux reins, électrode positif sur l'estomac ; bobine à gros fil, interruptions peu fréquentes. Au bout d'un mois de ce traitement fort simple l'état mental se modifie, devient plus calme, moins irritable, il n'y a plus de céphalée au réveil, ni de plaque lombaire douloureuse. La malade dort.

Au bout de deux mois et demi, la malade a engraissé de 2 kilog. 200, elle s'alimente bien, digère et dort. Nous la considérons comme guérie et la quittons en la priant seulement de continuer ce régime hygiénique.

[*]

Observation IV. — M. L. A..., 31 ans, marié. *(Neurasthénie.)*

A. H. — Mère bien portante jusqu'à 51 ans, bien qu'asthmatique un peu, meurt en quatre mois de diabète sucré. Père bien portant, vivant. Le malade naît jumeau avec une sœur qui meurt à 18 mois de broncho-pneumonie. Une autre sœur a 37 ans, elle est nerveuse, emportée, coléreuse.

A. P. — Rougeole, puis à 9 ans scarlatine. Au lycée, le malade a le travail facile, il se montre intelligent, mais indiscipliné et coléreux. A 24 ans, en revenant du service militaire, il est empoisonné par des moules, il est presque mourant, reste quinze jours à vomir, à être très mal. Il en conserve un embarras gastrique qui dure deux mois. Jusqu'à 28 ans il reste en bonne santé.

A cet âge, c'est-à-dire en Janvier 1900, une nuit il est réveillé par une douleur atroce au dos, puis au creux épigastrique ; il lui semble qu'on lui tord l'estomac, qu'on lui brûle au fer rouge ; il est inondé de sueurs profuses, il pousse des cris, il n'a pas de fièvre. Au bout de deux heures tout cesse de soi-même et le malade s'endort. Le lendemain il se lève sans trop de fatigue. Pendant trois mois, rien. En Avril, nouvelle crise aussi brusque, la nuit ; elle dure deux heures. Trois mois encore sans rien. A ce moment (Juillet) plusieurs crises dans la même semaine. Il va consulter le Professeur

Debove qui le rassure et ne prescrit rien. Six mois sans accident.

En 1901 (Janvier) il se met à engraisser très rapidement ; en Mars il a augmenté de trente livres. A ce moment son caractère change, il est irritable, las. Il a le casque neurasthénique, une barre douloureuse au-dessus des yeux et la plaque sacrée caractéristique. Une entérite muco-membraneuse se déclare, il rend des glaires énormes. On le soigne avec de la craie et des lavages d'intestin. Il maigrit énormément : trente-six livres en deux mois. Vertiges fréquents. Depuis le mois de Juillet 1900 il n'y a pas eu de crises et nous sommes en Août 1901.

En Septembre, un samedi à minuit, éclate une crise terrible. Mêmes symptômes qu'auparavant, c'est-à-dire torsion de l'estomac, avec douleurs irradiées dans le dos et les reins. La crise durant, on lui fait une piqûre de morphine. Le malade s'endort ; le lendemain, plus rien. A partir de ce moment, tous les samedis vers minuit, très régulièrement, le malade a sa crise qu'on calme avec de la morphine ; il va voir le Professeur Brissaud qui ordonne des bains alcalins, du charbon et du soufre.

Cependant les crises changent de jour, elles viennent le mercredi pendant un mois. Dans la journée, pendant ce mois, il éprouve sept et huit fois par jour des crises d'affaiblissement, qui durent une heure environ ; il ne perd pas connaissance, mais doit se coucher ou s'asseoir et il sent ses forces s'en aller « comme si on ouvrait un robinet ». Il a un ictère pour lequel il va consulter le Professeur Debove, qui dit que le foie n'a rien mais que le rein droit est déplacé. Comme traitement il doit prendre du valerianate d'amyle qui l'endort, mais n'empêche pas les crises qui viennent maintenant chaque dimanche, régulièrement et toujours la nuit. On cesse à ce moment les piqûres de morphine pour calmer les crises et celles-ci cessent d'elles-mêmes. Il va consulter le Professeur Raymond qui ordonne des douches tièdes. Ces douches le remontent beaucoup, il se sent bientôt plus solide ; la douleur en casque s'atténue, il est trois semaines sans crise ; puis en trois nuits, il en a trois de suite.

C'est alors (Avril) que nous le voyons. Nous lui faisons changer complètement son régime en le mettant au calme à la campagne, en lui faisant cesser toute affaire et en le condamnant à la chaise longue ; régime alimentaire lacto-végétarien sévère. De plus, il doit subir une séance d'électrisation faradique tous les deux jours sur la région épigastrique. Nous ne trouvons pas de rein flottant ni aucune autre maladie organique et sommes persuadé être en présence d'une neurasthénie simple.

Au bout de six semaines, l'état général s'améliore, les symptômes de neurasthénie ont presque complètement cessé ; le malade a engraissé de deux kilogrammes. Durant cette période une seule crise au début du traitement.

Deux mois et demi après le début de ce traitement qui laisse au repos complet le système solaire en révolte, le malade se sent très bien et nous demande à partir faire un très long voyage.

**

Observation V. — Mme Jeanne M..., 27 ans, mariée, deux enfants. (*État neurasthéniforme par rein flottant.*)

A. H. — Père nerveux, eczémateux, rhumatisant, à état mental bizarre. Mère nerveuse, morte en couches. La malade a eu deux sœurs mortes de méningite dans l'enfance.

A. P. — Rougeole, coqueluche et scarlatine dans l'enfance ; faux croup de temps en temps jusqu'à 10 ans. Mariée à 20 ans, son mari perd une grosse somme dans les affaires, ce qui l'ébranle beaucoup. Grossesse à 21 et 26 ans. Fausse couche à 23 ans. La fausse couche est suivie de pertes blanches et d'un état de faiblesse inquiétant. L'état mental change beaucoup ; sa dernière grossesse est pénible et l'affaiblit encore.

Il y a six mois un cousin germain à elle est mort rapidement de tétanos et cette mort à circonstances dramatiques l'a fort impressionnée. Elle commence alors à maigrir, à mal digérer, à se plaindre de fatigues et de maladies diverses supposées : congestion, pneumonie, etc... Elle maigrit de 6 kilogrammes en six semaines et se croit atteinte tantôt de méningite, tantôt de rhumatisme. Maux de tête et rachialgie continuels. Elle néglige complètement son intérieur et ses enfants qu'elle soignait avec une grande sollicitude avant sa maladie.

Une nuit, le 6 Avril 1904, elle est prise brusquement (après un coït) d'une douleur terrible à l'estomac et au dos, qu'elle compare au rongement, à la déchirure d'une bête ; elle pousse des cris et se roule de douleur. Le médecin appelé ne sachant que faire, fait une piqûre de morphine. Mais ensuite la malade s'affole, se croit perdue et appelle son médecin quatre ou cinq fois par jour ; c'est alors que, ne sachant qu'en faire, il nous l'adresse.

Elle vient de Paris à Bellevue en voiture non caoutchoutée et, en arrivant, elle est prise d'une crise terrible que nous faisons cesser avec une injection d'héroïne baptisée morphine pour la circonstance.

Nous voyons une femme amaigrie, avec un état mental inquiet, panophobique. En palpant la malade nous trouvons un rein droit mobile et facilement énucléable, douloureux à la pression. Nous prescrivons immédiatement le repos absolu au lit, la suralimentation, l'électrisation quotidienne. Pendant ce temps nous lui faisons confectionner une sangle de Glenard, dont nous surveillons les mesures avec soin.

Au bout d'un mois la malade ayant engraissé de 2 kilog. 500 nous demande à se lever; nous lui permettons à condition qu'elle porte toujours sa sangle de Glenard.

Depuis, la malade a eu une seule crise, après un mouvement brusque sans sa sangle et l'état général s'est remonté si rapidement qu'en deux mois la malade ayant augmenté de 4 kilogrammes, ayant repris sa gaîté, nous la laissons retourner chez elle en lui recommandant d'éviter les mouvements brusques, les secousses, sous peine de nouvelle crise. Nous avons revu la malade six mois après dans un état de santé florissant.

CONCLUSION

De cette rapide étude nous croyons pouvoir tirer l'enseignement suivant :

1º On trouve chez des malades présentant tous les signes physiques et mentaux de la neurasthénie, des crises de douleur suraiguë, siégeant à la région épigastrique, avec deux points maximum constants : l'un xiphoïdien, l'autre vertébral. Cette douleur est excessive, elle arrache des cris aux malades ; elle est accompagnée ou non de vomissement. Nous croyons pouvoir en faire une névralgie du plexus solaire ;

2º En présence d'un tel syndrôme il importe d'examiner tous les organes innervés par le plexus solaire et en particulier les organes génitaux, car une maladie d'un territoire quelconque du solaire (métrite, rein flottant, anteversion utérine), peut être la cause du syndrôme. En effet, en guérissant ces affections satellites, nous avons supprimé radicalement les crises de douleur épigastrique suraiguë. Il existe cependant des cas où on ne trouve aucune lésion pouvant retentir sur le plexus solaire et où une névrose seule de ce plexus explique le syndrôme névralgique ;

3º Contre les crises douloureuses que nous venons de décrire, le traitement général de la neurasthénie étant institué et les affections collatérales soignées, s'il y a lieu, le seul remède qui nous ait donné des résultats satisfaisants est la faradisation quotidienne, loco-dolenti avec bobine à gros fil et faible intensité.

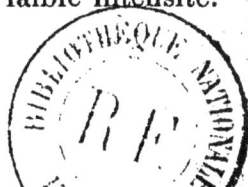

www.ingramcontent.com/pod-product-compliance
Lightning Source LLC
Chambersburg PA
CBHW050445210326
41520CB00019B/6080